a Prophylaxie

de

la Tuberculose

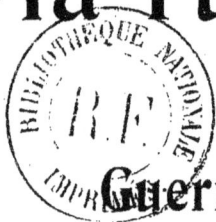

PAR LA

Guerre au Crachat

PAR

le Dr F.-P. GUIARD,

Ancien Interne des Hôpitaux de Paris,
Lauréat de l'Institut, de l'Académie de Médecine et des Hôpitaux.

Communication à la *Société médicale du IXe arrondissement de Paris.*

Séance du 8 Octobre 1903

MACON

Imprimerie Générale X. Perroux

1903

La Prophylaxie

de

la Tuberculose

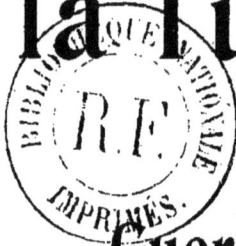

PAR LA

Guerre au Crachat

PAR

le **Dr F.-P. GUIARD**,

Ancien Interne des Hôpitaux de Paris,
Lauréat de l'Institut, de l'Académie de Médecine et des Hôpitaux.

———

Communication à la *Socïété médicale du IXe arrondissement
de Paris.*

Séance du 8 Octobre 1903

———

MACON
IMPRIMERIE GÉNÉRALE X. PERROUX

—

1903

LA
Prophylaxie de la Tuberculose

PAR LA
GUERRE AU CRACHAT

PAR

le Dr F.-P. GUIARD,

Ancien interne des hôpitaux de Paris,
Lauréat de l'Institut, de l'Académie de médecine et des hôpitaux.

I

Effrayante proportion de la mortalité par tuberculose. Les cons-
titutions même les plus robustes ne sont pas réfractaires ; les
meilleures conditions d'hygiène n'assurent donc qu'une insuffisante
garantie contre les risques de contagion tuberculeuse.

La tuberculose est incontestablement la plus meurtrière de toutes
les maladies que nous ayons à redouter. A elle seule, elle compte
régulièrement à son actif plus du quart de la mortalité parisienne
et, dans la plupart des grandes villes, ses ravages ne sont guère
moins effrayants ; elle sévit même jusque dans les campagnes les
plus éloignées des centres populeux, jusque sur le littoral des mers,
où cependant l'air qu'on respire offre des conditions toutes parti-
culières de salubrité.

Peut-être m'accuserez-vous d'exagérer le pourcentage des décès
par tuberculose, quand je l'évalue à plus de 1 sur 4. Voici quelques
chiffres qui vous permettront d'en juger vous-mêmes. Pendant
ces deux dernières semaines, la statistique municipale de Paris a
enregistré 746 et 779 morts, parmi lesquelles 230 et 222 sont attri-
buées à cette cause, soit 1 sur 3,25 pour la première semaine, et
1 sur 3, 50 pour la seconde. Et cette proportion reste sensiblement
la même en tout temps.

Aussi conçoit-on l'immense intérêt qui se rattache à toutes les
tentatives dirigées contre cette affection dans un but soit thérapeu-
tique, soit prophylactique. Mais jusqu'à ce jour, hélas ! malgré la
découverte du bacille qui s'était d'abord annoncée comme un
progrès décisif et semblait encourager les plus brillantes espé-

rances, malgré les merveilleux succès obtenus contre d'autres maladies infectieuses par la sérothérapie, la tuberculose, il faut bien l'avouer, continue, comme par le passé, de défier tous les agents microbicides ainsi que tous les essais de vaccination. Sans doute, les plus autorisés de nos maîtres s'efforcent depuis quelques années de répandre dans le public la consolante notion de sa curabilité que l'on considérait naguère comme impossible ou très exceptionnelle ; mais il ne faut pas se dissimuler que les guérisons obtenues, plus rares d'ailleurs qu'on ne le prétend, sont dues beaucoup plus à un traitement hygiénique ayant pour bases le repos, la suralimentation et l'aération continue qu'à l'action spéciale de tel ou tel médicament. C'est à ce point que l'on a renoncé pour ainsi dire à s'attaquer face à face au bacille même pour se préoccuper exclusivement d'agir sur le terrain que lui présente l'organisme, afin de réduire au minimum sa réceptivité à l'infection ou de lui fournir, quand elle est déjà réalisée, les ressources lui permettant de résister à l'ennemi et quelquefois d'en triompher. Nous comprenons ainsi pourquoi la *Ligue contre la tuberculose* en est arrivée à inscrire dans son programme, parmi les moyens d'action les plus recommandables : d'une part, les croisades contre l'alcoolisme et la syphilis et, d'autre part, la lutte opiniâtre en faveur de l'amélioration des conditions hygiéniques de logement et d'alimentation pour la classe ouvrière. Mais que peuvent en vérité de tels moyens opposés à un pareil fléau? Certes, ils ont leur utilité et nous aurions bien tort de ne pas en tirer tout le parti possible. Mais, à coup sûr, ils ne pourront jamais avoir qu'une très insignifiante portée et, si quelque chose me surprend, c'est que leur insuffisance n'ait pas de prime abord frappé tous les bons esprits. Ne se dégage-t-elle pas manifestement de ce fait que, dans l'innombrable multitude des phtisiques, le contingent fourni par les alcooliques et les syphilitiques ne représente qu'une très infime minorité ? Si l'on admet qu'ils soient réellement plus menacés, la plupart n'en restent pas moins indemnes jusqu'à l'âge le plus avancé. Et cet autre fait n'est-il pas aussi très significatif, à savoir : que nous voyons tous les jours la maladie frapper des individus remarquablement vigoureux, qui n'ont jamais commis d'excès d'aucune sorte, n'ont eu à s'imposer ni travaux pénibles et débilitants, ni privations spéciales, et ont au contraire toujours vécu dans les conditions de bien-être les plus confortables ? Sans doute certains organismes prédisposés par l'hérédité ou par une cause quelconque de misère physiologique lui offrent une proie plus facile que d'autres; cela, nul ne le conteste; mais on ne saurait douter non plus qu'il soit capable de s'attaquer, même sans le concours d'aucune circonstance adjuvante, aux santés les plus robustes et les mieux préparées en apparence à lui résister. Bref, nous sommes tous, à des degrés divers peut-être, mais sans exception, exposés à devenir ses victimes.

N'y a-t-il donc rien de mieux à faire et n'est-il pas possible d'organiser une défense plus rationnelle, plus directe,, plus effective contre les risques d'infection qui, à Paris plus que partout ailleurs, nous menacent, les uns et les autres, soit personnellement, soit dans les êtres qui nous sont le plus chers ? Assurément si. Je suis absolument convaincu, pour ma part, qu'il y aurait un moyen très simple de réaliser en fort peu de temps une diminution énorme des contagions tuberculeuses. Ce moyen ne présenterait même aucune difficulté sérieuse d'application. Mais ce n'est pas nous malheureusement qui pouvons décider sa mise en vigueur. Elle appartient tout entière et uniquement aux pouvoirs publics et l'on sait combien il est difficile, pour ne pas dire impossible, de les amener à décréter la moindre réforme, si justifiée ou profitable à tous qu'elle puisse être.

En tout cas, avant de solliciter leur concours pour une mesure quelconque d'intérêt général, il est évidemment indispensable que cette mesure soit appuyée et réclamée par un nombre imposant de personnes dont la compétence ne fasse aucun doute. Voilà pourquoi je vous demande la permission de commencer aujourd'hui par vous exposer celle que je crois de nature à produire très rapidement les meilleurs résultats.

II

Les bacilles provenant des crachats de phtisiques rejetés sur la voie publique étant les agents les plus ordinaires de la contagion, la « guerre au crachat » se place au premier rang des mesures vraiment efficaces de prophylaxie. Nécessité d'une défense formelle doublée d'une sanction immédiate.

Parmi les notions relatives à l'étiologie de la tuberculose, s'il en est une aujourd'hui qui soit universellement acceptée sans conteste, c'est bien celle qui attribue la cause la plus ordinaire de la contagion à l'accès dans les voies respiratoires de bacilles contenus dans l'air inspiré. Or, ces bacilles proviennent de crachats rejetés par les phtisiques sur la voie publique et bientôt desséchés, puis soulevés par les piétons, les chevaux, les voitures, les automobiles, avec les poussières du sol et emportés au loin, dans toutes les directions, par les courants atmosphériques. Au contraire, tout le monde sait que l'infection par les ingesta : lait ou chair d'animaux tuberculeux, bien que possible, est infiniment plus rare et à vrai dire exceptionnelle. C'est donc la faculté dont le phtisique use et abuse de cracher partout où bon lui semble, dans la rue, dans les, salles d'attente des chemins de fer et des établissements publics, sur le parquet des voitures, des omnibus, des tramways, des wagons, etc., etc., qui sème à profusion les germes du terrible mal, germes invisibles, auxquels nous n'avons aucun moyen de nous soustraire et qui sont pour notre santé et pour notre vie à tous, une menace effroyable et permanente. Cette notion, je le répète, nul ne la discute ; elle est affirmée par tous ceux qui s'occupent de la tuberculose ; elle est, en quelque sorte, un axiome, un article de foi.

Dans ces conditions, le plus élémentaire bon sens n'indique-t-il pas qu'au premier rang de toutes les mesures à prendre contre la diffusion de la maladie, doit se placer *la guerre au crachat*, guerre à outrance, guerre permanente, poursuivie nuit et jour et en tout lieu ? Empêcher le tuberculeux de cracher sur la voie publique, voilà certes le moyen le plus certain, le plus infaillible, le plus indiscutable de supprimer les agents d'innombrables contagions. Malheureusement le tuberculeux ne présente aucun signe extérieur distinctif, d'où résulte la très regrettable mais absolue nécessité d'étendre à tout le monde sans exception des mesures qui ne visent en réalité que lui seul. Mais les conséquences d'une pareille interdiction, pour peu qu'elle fût sanctionnée par une amende ou une peine quelconque, même très légère, ne seraient-elles pas faciles à prévoir et ne deviendraient-elles pas, à brève échéance, la plus sérieuse des garanties pour la santé publique ? N'est-il pas de toute évidence que les résultats des mesures préconisées contre l'alcoolisme et la syphilis, si parfaits qu'on les imagine, seront toujours infiniment loin de pouvoir leur être comparés ?

Or, jusqu'à présent qu'a-t-on fait dans cette voie ? Fort peu de chose assurément. On a bien, par quelques affiches placardées surtout dans certains véhicules publics, invité le monde à s'abstenir de cracher sur le parquet, mais ces affiches sont rédigées en termes par trop courtois, sous forme de timide prière plutôt que d'injonction catégorique, de sorte que nul n'en tient le moindre compte. On a aussi installé des crachoirs dans les halls ou salles d'attente de quelques grands établissements, gares, maisons de crédit, etc., mais l'immense majorité des passants se garde bien de faire un seul pas pour s'en rapprocher. Aussi le sol, même dans leur voisinage immédiat, est-il couvert de nombreuses traces d'expectoration. L'expérience établit donc l'insuffisance absolue de ces mesures anodines.

Je lisais dernièrement qu'il vient de se former, à Philadelphie, sous le nom d'*Anti-Spittingue League*, une association ayant pour but de lutter contre l'habitude de cracher sur les planchers, dans les endroits publics ; la cotisation des adhérents est de dix cents

(cinquante centimes). Voilà, sans aucun doute, une très heureuse
initiative à laquelle nous ne saurions trop prodiguer les félicitations
et les encouragements, même si nous regrettons qu'elle se soit
produite ailleurs que dans notre pays. Elle est la preuve que
d'autres ont compris l'extrême importance que mérite la *guerre
au crachat*. Seulement, une ligue ne représente guère qu'une mani-
festation plus ou moins platonique, une tendance isolée, quelquefois
peut-être un moyen ; elle signale un but à poursuivre, une œuvre
à entreprendre ; elle y consacre de très louables efforts ; mais il y
a presque toujours si loin de la conception d'un projet à sa réalisa-
tion ! Chez nous, du reste, depuis quelques années, nous en avons
tant vu naître de ces ligues, et de tant de sortes, que nous commen-
çons à être singulièrement blasés, même vis-à-vis des meilleures.
Aussi la plupart ne tardent-elles pas à sombrer devant l'indifférence
générale. Il est donc permis de craindre que la nouvelle « *Anti-
Spittingue League* », quoi qu'elle fasse pour éclairer le public et le
convaincre que la question du crachat devient en quelque sorte,
pour tout le monde, une question de vie et de mort, n'aboutisse à
aucun résultat pratique. L'homme, ne l'oublions pas, est partout et
toujours si profondément égoïste qu'il ne s'imposera jamais béné-
volement la moindre gêne pour le bien des autres. Mais, de ce
qu'on n'est en droit de compter ni sur la persuasion, ni sur la prière,
s'en suit-il qu'il n'y ait plus qu'à se croiser les bras et qu'il faille se
rés'gner à subir, sans même essayer de le combattre, un fléau contre
lequel nul n'est protégé ? Evidemment non. Il importe seulement
de ne pas s'illusionner, de voir les choses comme elles sont et
d'apprécier à leur juste valeur les moyens de défense que nous
pouvons utiliser. Puisque la douceur est impuissante, il est nécessaire de recourir à l'intimidation. Ce qu'il faut, en effet, ce qui est
absolument indispensable, n'hésitons pas à le reconnaître, c'est une
défense formelle, impérative, doublée d'une sanction, sanction légère,
si l'on veut, pour qu'elle soit facilement applicable à tous, mais immédiate. Seule, la crainte d'encourir une amende, de s'exposer à un
ennui ou un dérangement quelconque, sera capable de produire peu
à peu de salutaires effets.

Au reste, l'utilité d'une sanction contre le fait de cracher sur la
voie publique a été reconnue déjà et mise à profit, hors de France,
dans un certain nombre de localités. C'est ainsi qu'en Suisse, à
Leysin, par exemple, on peut voir, çà et là, dans le voisinage des
sanatoriums, des poteaux portant défense d'expectorer sur le sol
sous peine de poursuites par la municipalité. En Amérique également,
à New-York en particulier, quiconque crache sur le parquet
des voitures publiques est passible d'amendes pouvant s'élever à
plusieurs centaines de dollars. Tout récemment encore, les juges

de Boston condamnaient six individus à cinq dollars d'amende pour un délit de ce genre.

De même, en Angleterre, on commence à exercer des poursuites semblables, comme le montre cet extrait emprunté à l'un des derniers numéros du journal *Tuberculosis*, de Londres (1) :

« Rien ne réussira, dit-il, à empêcher de cracher dans les lieux publics si ce n'est l'institution de peines contre ceux qui se livrent à cette malpropre habitude. On ne tient jamais compte des recommandations polies à cet égard. Nous avons voyagé avec des personnes qui avaient devant les yeux la notice : *Vous êtes priés de ne point cracher* et qui n'en crachaient pas moins énergiquement et sans interruption pendant tout le trajet. A Liverpool, un grand nombre de condamnations pour avoir craché dans les tramways ont été prononcées depuis peu de temps en vertu d'une ordonnance nouvelle. Le cas suivant peut servir d'exemple :

« Au tribunal de police de Green Lane, devant le Dr Kellet Smith et M. Ephraïm Walker, a comparu Georges Davies, accusé d'avoir craché sur l'impériale d'un tramway Old Sawn, le 18 septembre 1902. Le plaignant, M. G. A. J. Atkinson, employé au greffe municipal, dit que l'habitude de cracher dans les tramways s'était tellement répandue et était si nuisible que la Compagnie des tramways se voyait obligée de poursuivre en vertu d'une ordonnance récemment passée à cet effet. L'accusé avoua le délit et le Dr Kellet Smith, en infligeant une amende de cinq schellings et cinq schellings six pence de frais, déclara qu'il était répréhensible de cracher dans les tramways ; que c'était non seulement une habitude malséante et malpropre, mais encore dangereuse pour la santé ; qu'il était parfaitement juste de citer de semblables cas devant les magistrats. »

Je n'ai certes pas la prétention de vous signaler toutes les tentatives de ce genre qui ont pu être ébauchées en d'autres pays. Mais les faits que je viens de vous citer suffiront, je pense, pour établir que le principe d'une répression pénale contre le crachat, considéré comme un délit, n'est déjà plus une simple conception théorique et qu'il est en passe de sortir du domaine des abstractions stériles pour entrer dans celui des réalités fécondes.

Et bien, Messieurs, attendrons-nous, comme cela nous arrive si fréquemment, que l'Etranger nous devance et nous donne une fois de plus l'exemple d'une réforme qui nous serait cependant plus profitable qu'à toute autre nation, puisque nous subissons une dépopulation constamment progressive et grosse de menaces pour les destinées de notre patrie ? Pourquoi donc n'appliquerions-nous pas résolument chez nous, non seulement à Paris, mais encore

(1) *Journal de médecine et de chirurgie pratiques*, 10 nov. 1903, p. 845.

dans toutes les villes de France et même dans les campagnes, ce que l'on essaie de faire ailleurs ? Et si nous entrons dans cette voie, pourquoi nous contenterions-nous de demi-mesures visant exclusivement le crachat sur le parquet des tramways, des vagons, des voitures publiques ? N'est-il pas évident que le crachat rejeté sur le trottoir, le boulevard, la rue, la voie publique en un mot, est infiniment plus redoutable ? On conçoit, en effet, qu'il soit possible à la rigueur de nettoyer le parquet des véhicules avec un torchon mouillé de manière à supprimer presque totalement les risques d'infection, tandis que les bacilles mélangés aux poussières du sol ont beaucoup plus de chances de se dessécher, puis d'être soulevés et transportés au loin, avant que l'arrosage et le balayage puissent les supprimer. Au surplus, ce n'est qu'à Paris et dans les grandes villes que l'arrosage et le balayage ont été systématiquement adoptés ; encore est-il permis de contester les garanties qui en résultent à l'égard du péril tuberculeux. Il est donc absolument nécessaire de généraliser la défense de cracher par terre et de l'étendre aussi bien à la rue qu'aux salles d'attente ou aux véhicules de toute sorte.

III

Comment il serait possible d'assurer très simplement l'application des mesures de prohibition jugées nécessaires.

Mais n'est-ce pas une utopie, un vain projet, une entreprise pratiquement irréalisable que de songer à frapper ainsi d'une amende quiconque enfreindra la défense de cracher sur le sol ? Comment organiser un personnel capable d'assurer l'exécution des mesures prescrites ? Comment surtout les rendre pratiques et aussi peu vexatoires que possible ? Ce serait, je crois, d'une extrême simplicité : Il suffirait que tous les employés assermentés de l'Etat en uniforme et même en civil, notamment les sergents de ville, les gendarmes, les gardes champêtres, et peut-être aussi les conducteurs d'omnibus, de tramways, les employés de chemin de fer, etc., fussent investis du droit de dresser contravention et munis d'un carnet à souches dont ils délivreraient une feuille comme récépissé en échange de la somme perçue. Les délinquants n'auraient ainsi ni temps à perdre ,ni dérangement à subir. Dans le cas seulement où ils refuseraient de se soumettre, le délit n'étant pas douteux, ils seraient conduits au poste le plus voisin et, si l'amende était au-desus de leurs ressources, elle serait transformée en réclusion temporaire.

Cette amende serait, d'ailleurs, extrêmement faible, un franc au maximum. Je ne verrais même aucun inconvénient à l'abaisser à cinquante centimes. Pour exciter le zèle des employés, on pourrait leur allouer le dixième des sommes perçues ; le reste serait consacré à la fondation et à l'entretien de sanatoriums populaires.

Il va sans dire que l'application de la nouvelle pénalité serait annoncée et expliquée au public, plusieurs semaines ou plusieurs mois d'avance, par des affiches qui en exposeraient brièvement les motifs et rappelleraient par exemple :

« Que la tuberculose cause au moins un décès sur quatre ; qu'elle a pour origine la plus habituelle la pénétration dans les bronches de bacilles contenus dans l'air inspiré ; que ces bacilles proviennent de crachats desséchés mélangés aux poussières du sol et soulevés avec elles par le vent ; que les crachats des phtisiques sont ainsi pour la santé publique une menace effrayante ; que l'impossibilité de distinguer, à première vue, les tuberculeux des simples bronchitiques et même des personnes bien portantes oblige à étendre à tout le monde la défense de cracher par terre ; qu'il est, d'ailleurs, malsain et répugnant de le faire dans un mouchoir et qu'il vaut mieux, à tous égards, se servir d'un crachoir de poche ou simplement d'un petit flacon à large goulot, de manière à pouvoir aisément se conformer à la règle. »

Ainsi averti et préparé, le public sera vraisemblablement moins tenté d'accueillir la nouvelle mesure comme une vexation arbitraire et de lui opposer de trop vives récriminations. Certes, ce n'est pas en un jour qu'il se corrigera d'une habitude invétérée. Longtemps encore il lui arrivera de s'oublier et d'encourir la contravention. Il faut aussi compter que plus d'une fois le délit sera commis sans être constaté et restera par conséquent impuni. Le danger ne disparaîtra donc pas totalement d'emblée, mais à coup sûr il se réduira de plus en plus tous les jours. Le seul fait de savoir qu'il est défendu de cracher sous peine d'amende aura nécessairement pour effet un changement très appréciable. Peut-être, au début, la contrainte gênante qui résultera de la sanction provoquera-t-elle des protestations plus ou moins bruyantes ou même des difficultés plus sérieuses ; il sera sage de les aplanir en prescrivant envers les délinquants la plus large mansuétude : si légère que soit l'alerte qu'ils auront suscitée, il n'est pas douteux qu'elle ne leur serve d'excellente leçon. Bref, peu à peu, l'esprit de soumission finira par se généraliser et passer dans les mœurs, au grand profit de tous, puisqu'il supprimera le spectacle aujourd'hui si commun de souillures écœurantes en même temps qu'il réalisera la plus sûre des garanties contre le péril tuberculeux.

IV

La défense de cracher par terre sous peine d'amende serait infiniment moins vexatoire pour le public que les quarantaines actuelles et surtout que les précautions prises autrefois contre la propagation de la lèpre ; ce serait le moyen le plus radical de supprimer les agents non douteux d'innombrables infections tuberculeuses.

Tel est, Messieurs, le moyen le plus logique et le plus efficace, à mon avis, d'enrayer infailliblement la diffusion si désastreuse de la tuberculose. Je dis « *infailliblement* », parce qu'il en poursuit le germe avant même qu'il ait pu se répandre et prendre racine. Or, n'est-ce pas le cas plus que jamais, la curabilité du mal étant si aléatoire, d'appliquer le vieil adage : « *Mieux vaut prévenir que guérir* » ?

Mais la pénalité que ce moyen comporte ne manquera certainement pas de provoquer de vives critiques et de puissantes oppositions La transformation qu'elle a pour but d'accomplir dans une des coutumes les plus enracinées de la population tout entière est d'ailleurs sans contredit une des entreprises les plus colossales que l'on puisse concevoir. Je doute cependant que l'on arrive à trouver des sophismes capables de justifier l'hostilité dont elle pourra être l'objet. Dans tous les pays du monde, c'est, pour les pouvoirs constitués, le plus impérieux des devoirs que de protéger, par les mesures les plus convenables, la généralité des citoyens contre les calamités dont quelques-uns peuvent devenir, pour les autres, la cause même involontaire. Aussi, par exemple, le principe des quarantaines, malgré tous les inconvénients qui en résultent pour les personnes placées en observation, n'a-t-il jamais été sérieusement combattu. Tout le monde s'est incliné dans l'intérêt commun. Et que dirai-je des mesures extrêmement sévères, pour ne pas dire inhumaines, adoptées autrefois contre la propagation de la lèpre ? On enfermait dans des léproseries les malheureux qui l'avaient contractée, ou bien, lorsqu'ils restaient en liberté, on les obligeait à porter un costume spécial et à signaler leur présence ou leur passage près des lieux habités par le son d'une cliquette. Leur sort n'était-il pas épouvantable ? Mais, grâce aux moyens employés, on a fini par se rendre maître de la maladie et limiter ses progrès à tel point que, durant plusieurs siècles, elle est demeurée pour ainsi dire inconnue dans la plus grande partie de l'Europe.

Or, je vous le demande, est-il possible de comparer à un ostracisme aussi rigoureux la très petite amende qui sanctionnerait la défense de cracher par terre ou l'obligation, pour ne pas s'y exposer, de faire usage d'un crachoir de poche ? Calculez cependant par la pensée les conséquences que produirait, au bout de quelques années, l'observation stricte de cette mesure en réalité si bénigne ; vous verrez que la mortalité par tuberculose diminuerait bientôt de presque tous les cas de phtisie pulmonaire ; en d'autres termes, elle tomberait de 1 p. 3 ou 4 à 1 p. 25 ou 30 et vous conviendrez, j'espère, avec moi, que le résultat compenserait largement ce qu'il aurait coûté ; il prendrait, à vrai dire, les proportions d'un immense bienfait social.

V

Proposition d'un plan de campagne qui aurait pour point de départ l'approbation de la Société médicale du IXe Arrondissement.

Si les dverses considérations que je viens d'émettre vous semblent raisonnablement déduites, si vous croyez avec moi qu'elles aient *pour corollaire pratique la « guerre au crachat »* et que cette guerre bien dirigée puisse aboutir à des effets de quelque importance, je vous prierai instamment de leur donner l'appui de votre approbation. Nous inviterions ensuite notre bureau à les transmêttre d'abord aux sociétés médicales des autres arrondissements de Paris, puis, si notre avis était favorablement accueilli, au Comité central d'Hygiène et de Salubrité publiques. Le jour où ce dernier partagera notre conviction, ses attributions spéciales lui permettront facilement, vous pouvez en être sûrs, d'obtenir que la :

Défense de cracher sous peine d'amende

soit bientôt décrétée, portée à la connaissance de tous et mise énergiquement en vigueur.

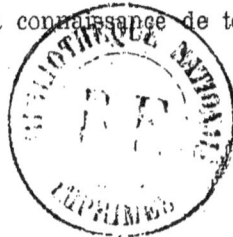

Imprimerie X. Perroux, Mâcon.